48 Schnelle und Effektive Rezepte gegen Kater

Erhole dich schnell und natürlich mit diesen kraftvollen Rezepten

Von

Joe Correa CSN

COPYRIGHT

Diese Publikation wurde entwickelt, um genaue und maßgebliche Informationen in Bezug auf das Thema zu liefern. Es wird mit dem Verständnis verkauft, dass weder der Autor noch der Verlag medizinische Beratung in Anspruch nimmt. Wenn ärztlicher Rat oder Hilfe erforderlich ist, wenden Sie sich bitte an einen Arzt. Dieses Buch gilt als Leitfaden und sollte in keiner Weise schädlich für Ihre Gesundheit verwendet werden. Konsultieren Sie bitte einem Arzt, bevor Sie diesen Ernährungsplan starten, um sicherzustellen, dass es das Richtige für Sie ist.

DANKSAGUNG

Dieses Buch ist meinen Freunden und meiner Familie gewidmet, die leichte oder schwere Erkrankungen hatten, um ihnen eine Lösung zu geben und damit Sie die notwendigen Veränderungen in Ihrem Leben vornehmen können.

48 Schnelle und Effektive Rezepte gegen Kater

Erhole dich schnell und natürlich mit diesen kraftvollen Rezepten

Von

Joe Correa CSN

INHALT

ÜBER DEN AUTOR

Nach Jahren der Nachforschung glaube ich wirklich an die positiven Auswirkungen, die eine richtige Ernährungsweis auf den Körper und Geist haben kann. Mein Wissen und meine Erfahrung hat mir geholfen gesünder zu leben über die Jahre und das habe ich auch an meine Familie und meine Freunde weitergegeben. Je mehr du über gesundes essen und trinken weißt, desto eher wirst du deine Lebens- und Essensgewohnheiten ändern wollen.

Die Ernährung ist ein Kernstück in dem Prozess des gesunden und längeren Lebens, so fang heute damit an. Der erste Schritt ist der wichtigste und der bedeutendste.

EINLEITUNG

48 Schnelle und Effektive Rezepte gegen Kater: Erhole dich schnell und natürlich mit diesen kraftvollen Rezepten

Von Joe Correa CSN

Es gibt einen einfachen Weg sich zu merken welche Lebensmittel hilfreich für die Erholung eines Katers sind.

Es sind Lebensmittel die deine Großmutter als essbar sehen würde: Früchte, Gemüse, Hühnchen, etc. Keine übersüßten, künstlich aromatisierten oder essensähnliche Substanzen in einer Box. Das sind ein paar der wichtigsten Eigenschaften der Lebensmittel die auf deinem Teller sein müssen.

Wenn du normalerweise einen schnellen Energykick und dann einen starken Abfall kriegst, nachdem du etwas stärkehaltiges oder süßes gegessen hast, solltest du wahrscheinlich deine Aufmerksamkeit darauf lenken wie dein Körper mit Zucker umgeht. Ein hoher Zuckeranteil im Blut kann den Effekt des Alkohl verstärken. Es kann sein, dass der niedrige Blutzucker die Katersymptome auslöst und den Impuls, noch mehr zu trinken. Glücklicherweise reagiert der Blutzuckerspiegel schnell auf Veränderungen in der Nahrungsmittelauswahl.

Man braucht nur zu wissen, welche Lebensmittel den

größten Einfluss auf den Blutzuckerspiegel haben. Sobald Sie das verstanden haben, ist es leicht zu erkennen, dass ein Glas Orangensaft, der sehr süß ist und schnell in das System aufgenommen wird, einen höheren glykämischen Index aufweist als ein roher Broccoli, der nicht süß ist und Zeit braucht, um verdaut zu werden .

Wenn Sie nicht an Zuckerrohrstangen kauen, ist der Zucker, den Sie normalerweise essen, der raffinierte Zucker. Weißer Zucker enthält keine Vitamine, Mineralien oder Ballaststoffe, nur Kohlenhydrate. Gleiches gilt für hochfructosehaltigen Maissirup. Überprüfen Sie die Etiketten auf den Verpackungen von Lebensmitteln, die Sie kaufen und Sie finden es in allen Arten von Backwaren und Frühstückscerealien, um nur einige der von dieser Situation betroffenen Lebensmittelkategorien zu nennen. Hochfructosehaltiger Maissirup ist schlechter für den Cholesterinspiegel als gesättigtes Fett, erhöht den Knochenverlust und trägt zur Fettleber bei. Um Ihre Naschkatzen zu befriedigen, essen Sie stattdessen ganze Früchte.

Es muss frisch sein

Frische Früchte und Gemüse ünterstützen ihren Körper mit Ballaststoffen genauso wie mit Vitaminen und Mineralien die beim Erholungsprozess helfen.

Unbearbeitet und nicht raffiniert

Unbearbeitet und nicht raffinierte Lebensmittel sind der Schlüssel zur Genesung. Sie unterstützten den Körper mit Vitaminen und Mineralien, welche villeicht bei Alkohlmissbrauch abhanden kommen. Sie sind wahrscheinlich auch frei von vielen chemischen Zusätzen, die in verarbeiteten Nahrungsmitteln enthalten sind, die die Leber belasten können, da sie intensiv arbeitet, um diese Substanzen zu entgiften.

Farbenfroh

Viele Nährstoffe in Lebensmitteln sind eigentlich Pigmente, deshalb sind Tomaten rot und Blaubeeren sind blau. Lebensmittel mit einer Reihe von Farben wie rot, orange und gelb zu denen, die grün oder blau-lila sind, gibt Ihnen eine gute Mischung dieser Phytonährstoffe (wörtlich, "Pflanzennährstoffe"), chemische Verbindungen, die Pflanzen produzieren für die Farbe, Duft und Geschmack. Sie werden für die Erholung benötigt, weil sie in unserem Körper als Antioxidantien wirken (die gefährliche freie Radikale zerstören), die Entzündung dämpfen und auf andere Weise die Fähigkeit des Körpers stärken, schädliche Substanzen zu entgiften.

Biologisch

Gib deiner Leber eine Pause und iss biologisch. Nach alldem ist dieses beschäftigte Organ geung gestresst mit dem entgiften des Alkohl. Erleichter die Last der Pestiziede, welche auch verarbeiet werden müssen, indem du anfängst biologische Zutaten zu kaufen.

In diesem Buch wirst du viele verschiedene Zutaten finden für deine alltäglichen Kochbedürfnisse. Probier sie heute noch und sieh was eine ausgewogene Mahlzeit für deine Kater Genesung tun kann.

48 SCHNELLE UND EFFEKTIVE REZEPTE GEGEN KATER

Frühstücksrezepte

1. Wallnussiges Broterlebnis

Zutaten:

1 tbsp Honig

½ cup gemahlene Walnüsse

2 cups almond Mehl

1 tbsp Vanille Extrakt

1 cup Sour Cream

½ tsp Meersalz

1 Teelöffel Backpulver

2 tbsp Kokosnussöl

Vorbereitung:

Gib den Honig, die Sour Cream, Wallnüsse und den Vanille

Extrakt in einen Mixer und vermische es gut für 40 Sekunden.

Gibt die Mixtur in eine Schüssel und füge Mehl, Backpulver und Salz hinzu. Gut mit einer Gabel oder noch besser mit einem Mixer verrühren um einen weichen Teig zu erhalten.

Gib das Kokosnussöl über ein Backblech. Den Ofen auf 250 Grad vorheizen. Das Brot brauch ungefahr 40 Minuten um aufzugehen. Wenn es das tun, aus dem Ofen nehmen und für mindestens 2 Stunden stehen lassen vor dem Verzehr.

Der süße Geschmack des Brotes ist perfekt fürs Frühstück.

Nährstoff Information pro Portion: Kcal: 90   Eiweiß: 1.1g, Kohlenhydrate: 11.2g, Fett: 4.2g

2.   Mit Mandeln gefüllter Pfannkuchen

Zutaten:

1 cup Mandelmehl

½ cup zerhackte Mandelns

½ cup Milch

1 cup Mandelmilch

½ cup Wasser

Salz

Eine Prise Zimt

1 tbsp Olivenöl

Vorbereitung:

Einen weichen Teig aus Mandelmehl, Mandeln, Milch, Mandelmilch, Salz und Wasser mit einem Mixer machen. Etwas Zimt für den Geschmack hinzufügen, ungefähr ¼ tsp werden reichen. Über mittlerer Hitze anbraten für ungefähr 3-4 Minuten auf jeder Seite oder bis er schön leicht braun ist. Ganz nach Geschmack kann er mit Erdbeersirup, frischen Blaubeeren, Bananen, etc. belegt werden.

Nährstoff Information pro Portion: Kcal: 150 Eiweiß: 6.3g, Kohlenhydrate: 4.4g, Fett: 13.5g

3.   Erdnussbutter Haferflocken

Zutaten:

1 cup Amaranth, gekocht

1 cup ungesüßte Mandelmilch

2 tbsp biologische Erdnussbutter

1 tbsp Erdbeersirup

1 tsp Zimt

Vorbereitung:

Die Zutaten in eine Schüssel geben und gut verrühren bis es eine schöne weiche Mixtur ist. Wenn notwendig, etwas Wasser hinzufügen. Diese Mixtur in ein großes Glass geben und über Nach in den Kühlschrank stellen.

Nährstoff Information pro Portion: Kcal: 278 Eiweiß: 10.3g, Kohlenhydrate: 35.5g, Fett: 10.2g

4. Ananas Omlett mit Mandeln

Zutaten:

3 dicke Scheiben Ananas, geschält

2 Eier

½ cup Mandeln, zerhackt

½ tsp Meersalz

Vorbereitung:

Die Eier in eine Schüssel geben und schlagen bis sie gut vermischt sind. Die gehackten Mandeln hinzufügen und gut verrühren. Mit etwas Salz würzen.

Für das Braten eine beschichtete Pfanne benutzten. Zuerst die Ananas Scheiben für 2-3 Minuten auf jeder Seite anbraten, bis sie eine schöne goldbraune Farbe haben. Die Hitze auf niedrig reduzieren. Die Eiermischung in die Pfanne geben und für ein paar weitere Minuten anbraten, gelegentlich umrühren. Von der Hitze nehmen und genießen.

Nährstoff Information pro Portion: Kcal: 185 Eiweiß: 4.4g, Kohlenhydrate: 4.8g, Fett: 10.3g

5.   Avocado Sandwich

Zutaten:

2 dicke Scheiben Avocado, entkernt

½ cup Champignon of button, frisch

4 Blätter Salat, gewaschen

Vorbereitung:

Eine beschichtete Pfanne erzhitzen (sie können auch eine Grilpfanne benutzten). Die Champignons halbieren und in die Pfanne geben. Für 3-4 Minuten braten über mittlerer Hitze, bis das Wasser entweicht ist. Aus der Pfanne nehmen und abkühlen lassen. Die Avocado Stücke nehmen um ein leckeres Sandwich vorzubereiten.

Nährstoff Information pro Portion: Kcal: 296 Eiweiß: 14g, Kohlenhydrate: 36.1g, Fett: 16.4g

6. Kokosnussmilch Pfannkuchen mit Erdbeeren

Zutaten:

1 Glas Kokosnussmilch

2 Eier, geschlagen

½ cup Schlagsahne

1 Glas Wasser

½ tsp Salz

1 cup Buchweizenmehl

½ cup gemahlene Walnüsse

½ cup Erdbeeren, gehackt

Öl zum Braten

Vorbereitung:

Die Kokosnussmilch mit den Eier, Schlagsahne und Wasser in einer großen Schüssel mit einem Mixer verrühren. Mehl und Salz hinzufügen und vermischen bis ein weicher Teig entsteht. Nun die gemahlen Wallnüsse hinzufügen. Etwas Öl über mittlerer Hitze erwärmen. Die Pfannkuchen aus ¼ cup des Teiges herstellen. In heizem Öl anbraten bis es gold braun auf beiden Seiten ist. Mit Erdbeeren genießen.

Nährstoff Information pro Portion: Kcal: 630 Eiweiß: 23.4g, Kohlenhydrate: 86.1g, Fett: 22.5g

7.   Knuspriges Mandel Vergnügen

Zutaten:

1 cup griechischer Joghurt

½ cup gefrorene Blaubeeren

¼ cup ganze Mandel

1 tbsp Zucker

Vorbereitung:

Die Zutaten in einen Mixer geben und für 30 Sekunden mixen lassen. Die Mixtur dann in ein hohen Glas geben und im Gefrierfach für eine Stunde stellen.

Nährstoff Information pro Portion: Kcal: 289 Eiweiß: 11.6g, Kohlenhydrate: 46.3g, Fett: 7.9g

8.   Bananen Pfannkuchen

Zutaten:

1 cup geschnittene Banane

½ cup Reismehl

½ cup Magermilch

½ cup Mandelmilch

3 tbsp brauner Zucker

1 tsp Vanille Extrakt

2 Eier

1 tbsp Olivenöl

Vorbereitung:

Die Bananenstücke mit dem Reismehl, Magermilch und Mandelmilch in einer Schüssel mit einem elektrischen mixer vermengen bis es eine weiche Mixtur ist. Abdecken und für 15 Minuten stehen lassen.

In einer anderen Schüssel die Mandelcreme mit Zucker, Vanille Extrakt und Eier vermischen. Mit einer Gabel aufschlagen oder wahlweise mit einem Mixer. Es soll eine schaumige Masse entstehen. Beiseite stellen.

Etwas Olivenöl in eine Pfanne geben. ¼ cup der Bananen Mischung für einen Pfannkuchen nutzen. Die Pfannkuchen für ungefähr 2-3 Minuten auf jeder Seite anbraten. Es sollten etwa 8 Pfannkuchen aus der Mixtur entstehen.

1 tbsp der Mandelcreme über die Pfannkuchen streichen und servieren.

Nährstoff Information pro Portion: Kcal: 276 Eiweiß: 4.2g, Kohlenhydrate: 55.8g, Fett: 2.9g

9.   Quinoa Smoothie

Zutaten:

1 cup Quinoa, gekocht

1 Banane

½ cup Erdbeeren

1 cup fettarmer Joghurt

1 cup Magermilch

1 tsp gemahlen Vanillestangen

1 tsp Honig

Vorbereitung:

Alle Zutaten in einen Mixer geben und vermischen für ein paar Minuten, bis es weich ist. Im Kühlschrank für eine Weile abkühlen lassen.

Nährstoff Information pro Portion: Kcal: 151 Eiweiß: 3.1g, Kohlenhydrate: 35.4g, Fett: 1.8g

Mittags Rezepte

10.   Einfache Rind Burritos

Zutaten:

2 pounds Skirt Steak

1 mittelgroße Zwiebeln, fein gehackt

4 Knoblauchzehen, zerdrückt

1 mittelgroße grüne Chilli, gehackt

5oz scharfe Pfeffer Soße

1 tsp Salz

½ tbsp Cayenne Pfeffer

1 tbsp Pettersilie, fein gehackt

3 tbsp extra natives Olivenöl

Weitere:

10 Mehl Tortillas

2 reife Tomaten, geschnitten

10 Eisbergsalat Blätter, zerhackt

1 cup geriebener Cheddar Käse

¾ cup Mais

Vorbereitung:

Das Olivenöl in einer großen Pfanne erhitzen über mittlerer Hitze. Das Fleisch vorsichtig auf beiden Seiten anbraten und von der Hitze nehmen.

In einen Slow cooker geben und die fein gehackten Zwiebeln, Knoblauch, Petersilie und die Chili hinzugeben. Mit Salz, Cayenne Pfeffer und scharfer Chilisoße würzen. Genug Wasser hinzufügen um ½ des Inhalts zu bedecken – ungefähr 3 cups.

Die Hitze reduzieren und abgedeckt für 5 Stunden kochen lassen.

Nach 5 Stunden den Deckel entfernen und weiter kochen bis das Wasser verdampft ist. Von der Hitze nehmen und abkühlen.

Mit eine scharfen Messer das Fleisch dünn schneiden und auf einen Teller geben.

Die Tortillas in einer Mikrowelle erhitzten für ungefähr eine Minute. Etwas Fleisch auf dem Tortilla verteilen und die Tomate, Salat, and Mais und Cheddar hinzufügen.

Servier Tipp:

Mit etwas gemahlenes Chilipulver, Knoblauchpulver, Cayenne Pfeffer oder andere Gewürze vor dem Servieren bestreuen.

Nährstoff Information pro Portion: Kcal: 431 Eiweiß: 26.9g, Kohlenhydrate: 33.4g, Fett: 20g

11.   Hühnchen und schwarze Bohnen Tacos

1 ½ pounds Hühnerbrüste, Knochen- und Hautfrei

2 reife Tomaten, geschält und geschnitten

2 Knoblauchzehen, zerdrückt

½ cup fein gehackter Sellerie

2 tbsp Tomatenpaste

¼ cup frischen Limettensaft

½ tsp Salz

2 tsp of Cayenne Pfeffer

¼ tsp schwarzer Pfeffer, gemahlen

2 tbsp extra natives Olivenöl

Weitere:

1 (15oz) Dose schwarze Bohnen, abgetropft

1 mittelgroße Zwiebel, fein gehackt

1 cup Salat, zerpflückt

1 große Tomaten, fein gehackt

1 (7oz) Dose grünse Salsa

½ tsp Chillipulver

½ tsp Salz

6 Taco Schalen

2 tbsp Extra natives Olivenöl

Vorbereitung:

Die Tomaten mit dem Knoblauch, Selerie, Tomatenpaste, Limettensaft, Salz, Cayenne Pfeffer, schwarzer Pfeffer und Olivenöl in einen Slow cooker geben. Das Huhn oben drauf legen und genug Wasser hinzugeben um 1/3 des Fleisches zu bedecken. Auf niedriege Hitze stellen, abdecken und für 3 Stunden kochen lassen oder bis das Fleisch durch ist. Zwischendurch überprüfen ob noch genug Wasser im slow cooker ist.

Wenn das Fleisch weich ist, den Deckel entfernen und die Hitze hochdrehen. Kochen lassen bis das Wasser verdampft ist. Von der Hitze nehmen und abkühlen lassen.

Die Hühnerbrüste fein schneiden – in mundgerechte Stücke. Beiseite stellen.

Die übrigen 2 Esslöffel Olivenöl in einer mittelgroßen Pfanne erwärmen. Die fein gehackten Zwiebeln hinzufügen und unter Rühren braten bis sie glasig sind. Die schwarzen Bohnen, grüne Salsa, Chilipulver und Salz unterrühren. Die Hitze reduzieren und für ein paar Minuten ziehen lassen, bis die Mischung angedickt ist.

Die grüne Salsa Mischung mit dem Fleisch und den Taco Schalen, gehackten Tomaten und Salat servieren.

Hilfreicher Tipp:

Wenn Sie in Eile sind die Hitze des Slow cookers hochdrehen und die Kochzeit um 1 Stunde reduzieren.

Nährstoff Information pro Portion: Kcal: 266 Eiweiß: 28.8g, Kohlenhydrate: 11.8g, Fett: 11g

12.   Knoblauch Hühnerbrüste

Zutaten:

6 pounds Hühnerbrüste

1 ½ cups Hühnerbrühe

1/8 Esslöffel Pfeffer

2 gahackte Knoblauchzehen

½ Esslöffel Knoblauchpluver

Vorbereitung:

Nun kommen wir zu einem sehr einfach Rezept: nehken Sie den Slow Cooker und tun die Hühnerbrüste rein. Fügen Sie die Brühe, Knoblauchpulver und Pfeffer zum Huhn hinzu. Darüber streuen Sie die klein gehackten Knoblauchzehen. Die Hitze runterdrehen und für 4-6 Stunden kochen lassen. Das Ganze können sie auch bei mittlerer Hitze für 8 Stunden garen lassen. In beiden Fällen bleibt das Rezept gleich.

Nährstoff Information pro Portion: Kcal: 199 Eiweiß: 18.6g, Kohlenhydrate: 2g, Fett: 12.8g

13. Chiasamen – indischer Art

Zutaten:

1 cup Chiasamen

1 cup fettarmer Sahne

2 Knoblauchzehen, gehackten

1 tsp gemahlener Ingwer

¼ tsp Salz

2 kleine Chillischoten

1 kleine Zwiebeln, gehackt

Vorbereitung:

Mit 3 cups Wasser zum Kochen bringen. Die Chiasamen hinzufügen und für 30 Minuten kochen lassen auf niedriger Temperatur. Wenn sie weich sind die Gewürze hinzufügen und gut verrühren. Für 5-10 Minuten auf niedriger Temperatur kochen, gelegentlich umrühren. Mit fettarmer Sahne bedecken.

Nährstoff Information pro Portion: Kcal: 211 Eiweiß: 9.6g, Kohlenhydrate: 18.6g, Fett: 14.1g

14.   Kichererbsen & Chilli Suppe

Zutaten:

2 tsp Cumin Samen

½ cup Chiliflocken

½ cup Linsen

1 tbsp Olivenöl

1 rote Zwiebeln , gehackt

3 cups Gemüsebrühen

1 cup Tomaten aus der Dose, ganz oder gehackt

½ cup Kichererbsen

kleiner Bund Koriander, grob gehackt

4 tbsp griechischer Joghurt, zum Servieren

Vorbereitung:

Eine große Bratpfanne erhitzen über mittlerer Hitze. Und die Cumin Samen und Chiliflocken hinzufügem. Gut kochen für eine Minute. Die Hitze reduzieren und die Zwiebeln, Linsen, Brühe und Tomaten hinzufügen. Für 15 Minuten kochen oder bis die Linsen weich sind.

In einen Mixer geben und mixen bis es ein weiches Püree ist. Aus dem Mixer nehmen und wieder in die Pfanne geben. Nun die Kichererbsen hinzufügen und erhitzen.

Mit Salz und Pfeffer würzen und Koriander hinzufügem. Mit etwas Joghurt bedecken vor dem Servieren.

Nährstoff Information pro Portion: Kcal: 244 Eiweiß: 14.2g, Kohlenhydrate: 37.6g, Fett: 5.1g

15.   Frische Hülsenfrüchte – mexikanische Art

Zutaten:

1 ½ cups frische Hülsenfrüchte, gehackt

1 ½ tbs rote Chilipulver oder ein tbs Cayenne Pfeffer

1 ½ tbs Zwiebelflocken or 1 tbs Zwiebelpluver

¾ tsp Oregano

¾ tsp Knoblauchpluver

¾ tsp gemahlener Cumin

¾ tsp Salz

3 cups Wasser zum Anfang (mehr während des Kochens hinzufügen)

Vorbereitung:

Es ist das Beste die Hülsenfrüchte über Nacht einweichen zu lassen. Waschen und in eine soßenpfanne geben mit ausreichend Wasser und für 24 Stunden einweichen lassen. Gut abtropfen lassen. In einer großen Pfanne die Hülsenfrüchte ausbreiten und 3 cups Wasser hinzufügen. Die aufgeführten Gewürze hinzufügen und über mittlerer Hitze kochen lassen bis die Hülsenfrüchte weich genug sind um sie zu zerstampfen. Während dem Kochprozess immer mal Wasser nachfüllen, da die Hülsenfrüchte es aufsaugen. Einen halben Cup Wasser immer mal wieder hinzufügen, gerade genug damit die Mixtur feucht ist mit etwas sichtbarer Flüssigkeit. Hülsenfrüchte werden weich zum kauen sein. Zerstampfen nach dem Kochen optional.

Nährstoff Information pro Portion: Kcal: 500 Eiweiß: 38.6g, Kohlenhydrate: 98.6g, Fett: 1.9g

16.   Southwest Hühner Chilli

Zutaten:

4 (4oz) Hühnerbrüste Hälften

1 (15oz) Dose Pinto Bohnen

3 große Tomaten, geschält und fein gehackt

1 mittelgroße grüne Paprika, geschnitten

1 cup gehackte Zwiebeln

2 Knoblauchzehen, zerdrückt

2 tbsp Maismehl

2 tsp gemahlener Cumin

1 tbsp Chilipulver

¼ cup geriebener Cheddar

2 tbsp Speiseöl

½ tsp Salz

Vorbereitung:

Das Öl in einer Pfanne über mittlerer Hitze erwärmen. Die gehackten Zwiebeln und Knoblauch hinzufügen. Unter Rühren braten bis sie glasig sind. Von der Hitze nehmen und in einen tiefen Topf geben.

In einer großen Schüssel das Maismehl mit Kumin, Chilli und Salz vermischen. Das Fleisch in die Schüssel geben und gut verrühren bis alles bedeckt ist. In einen Topf geben.

Die übrigen Zutaten und ein Cup Wasser hinzufügen. Abdecken und die Hitze reduzieren. Für 50 Minuten kochen lassen.

Nährstoff Information pro Portion: Kcal: 284 Eiweiß: 29.3g, Kohlenhydrate: 21.8g, Fett: 4.1g

17.   Tex Mex Hühnchen

Zutaten:

1 pound Hühnerbrüste, Knochen- und Hautfrei, gehackt in große Stücke

1 cup getrocknete Pinto Bohnen

1 cup gefrorener Mais

2 rote Paprika, geschnitten

2 Frühlingszwiebeln, geschnitten

2 tbsp Mehl

1 cup Medium Salsa

½ tsp Salz

1 tbsp Cayenne Pfeffer

1 cup Sour Cream

¼ cup frische Petersilie, fein gehackt

Vorbereitung:

Die Bohnen mit der Paprika, Frühlingszwiebeln, Mehl und Salsa in einen Druckkocher geben.

Das Fleisch mit Salz und Cayenne würzen und über die

Gemüsemixture geben. Genug Wasser hinzufügen um 1/3 der Mixture zu bedecken.

Den Slow Cooker abdecken und die Hitze auf niedrig stellen. Für eine Stunde kochen lassen.

Mit zwei Esslöffel Sour Cream und gehackter Pettersilie servieren.

Andere Variante:

Den Ofen auf 350 Grad vorheizen. Nachdem das Fleisch weich geworden ist im Druck Kocher, alles auf einen hitzebeständigen Teller geben. Für 30 weitere Minute backen oder bis das Fleisch leicht braun und knusprig ist. Mit Sour Cream und Pettersilie servieren.

Nährstoff Information pro Portion: Kcal: 408 Eiweiß: 42.9g, Kohlenhydrate: 18.3g, Fett: 18.6g

18.   Mexikanisches Rind, Rice 'n' Beans Bake

Zutaten:

2 pounds mageres Hackfleisch

1 cup Langkornreis

15oz schwarze Bohnen, gekocht

15oz gegrillte Tomaten

½ cup Mais

1 grüne Paprika, fein gehackt

1 rote Paprika, fein gehackt

2 mittelgroße Zwiebel, geschält und fein gehackt

2 cups Hühnerbrühe

1 tsp Salz

1 tbsp Chillipulver

2 tbsp Speiseöl

¼ cup frische Pettersilie, fein gehackt

½ cup Sour Cream

Vorbereitung:

Das Öl in einer großen Pfanne über mittlerer Hitze erwärmen. Die Zwiebeln hinzufügen und anbraten bis sie glasig sind. Nun die grüne Paprika, rote Paprika und Hackfleisch hinzufügen. Gut verrühren und für 5 weitere Minuten kochen lassen. In einen tiefen Topf geben.

Die übrigen Zutaten hinzufügen und abdecken. Für ungefähr eine Stunde kochen über mittlerer Hitze.

Mit Sour Cream und frischer Pettersilie bedecken vor dem Servieren.

Nährstoff Information pro Portion: Kcal: 384 Eiweiß: 19.1g, Kohlenhydrate: 40.3g, Fett: 16.7g

19.   Rind Sandwiches au jus

Zutaten:

2 pounds Rinder Rumpfsteak

1 tsp Knoblauchpulver

1 tsp Rosmarinpulver

2 tsp Zucker

1 ½ cup frischer Apfelsaft

2 cups Rinderbrühe

½ tsp Chillipulver

6 Brötchen

Vorbereitung:

Den Apfelsaft mit der Rinderbrühe, Knoblauchpulver, Rosmarinpulver, Chillipulver und Zucker in einer mittelgroßen Schüssel kombinieren. Gut verrühren bis es sich vermischt.

Das Fleisch in einen tiefen Topf geben und die Apfelmixtur darüber geben. Auf niedrige Hitze stellen, abdecken und kochen bis es weich ist.

Nach ungefähr einer Stunde das Fleisch aus dem Topf

nehmen. Die Flüssigkeit behalten. Mit einem scharfen Messer das Fleisch in dünne Scheiben schneiden und auf die 6 Brötchen aufteilen. Mit der weinbasierter Flüssigkeit servieren zum eintunken.

Serviertipp:

Mit Gewürzgurken oder Salt servieren.

Nährstoff Information pro Portion: Kcal: 420 Eiweiß: 42.2g, Kohlenhydrate: 27.1g, Fett: 16.4g

20.   Rind Stroganoff

Zutaten:

2 pounds Eintopf Rind

2 tbsp Olivenöl

2 große Zwiebeln, fein gehackt

1 Knoblauchzehen, zerdrückt

1 cup Champignons, geschnitten

½ cup Gorgonzola, zerhackt

1 ½ cup Sour Cream

½ tsp Salz

½ tsp Pfeffer

¼ cup Wasser

3 cups gekochter Reis

Vorbereitung:

Alle Zutaten, bis auf die saure Sahne, in einen Slow Cooker geben. Abdecken und auf niedriger Stufe für 3 Stunden kochen.

Wenn Sie die Hitze erhöhen können sie die Kochzeit auf 1

Stunde reduzieren.

Wenn es fertig ist die Sour Cream unterrühren und servieren.

Nährstoff Information pro Portion: Kcal: 330 Eiweiß: 19.9g, Kohlenhydrate: 22.7g, Fett: 18.4g

21.   Hamburger Suppe

Zutaten:

1 pound mageres Hackfleisch

1 große Zwiebel, geschält und geschnitten

2 cups gekochte grüne Bohnen

2 große Karotten, geschält

2 mittelgroße Kartoffeln, gehackt

2 große Tomaten, geschält und fein gehackt

1 tbsp Tomatenpaste

3 cups Wasser

1 tsp Salz

½ tsp Pfeffer

2 tbsp Speiseöl

Vorbereitung:

Das Öl in einer großen Pfanne über mittlerer Hitze erhitzten. Die geschnitten Zwiebeln hinzufügem und für ein paar Minuten anbraten oder bis sie glasig sind. Nun das Hackfleisch, Salz und Pfeffer hinzufügen. Weiter Kochen bis das Fleisch gleichmäßig braun ist. Von der Hitze nehmen und in einen großen Topf geben.

Die geschnitten Kartoffeln, grüne Bohnen, Karotten, geschnitten Tomaten und einen Esslöffek Tomatenpaste hinzufügen. Das Wasser über das Gemüse geben und abdecken. Für 45 Minuten über mittler Hitze kochen lassen.

Nährstoff Information pro Portion: Kcal: 165 Eiweiß: 13.9g, Kohlenhydrate: 14.8g, Fett: 6.5g

22.   Brokkoli und Rind Pasta Auflauf

Zutaten:

14oz mageres Hackfleisch

17oz getrocknete Nudeln

12 oz Brokkoli, geschnitten

½ cup Tomatenpaste

1 tbsp Zucker

1 tsp getrockneter Oregano

½ tsp Salz

¼ cup Olivenöl

½ cup Cheddar Käse, gerieben

Vorbereitung:

Die Tomatenpaste mit Zucker, Oregano und 4 tbsp Olivenöl vermengen. Gut vermischen.

Das übrige Olivenöl über mittlerer Hitze erwärmen. Das Hackfleisch hinzufügen und mit etwas Salz würzen. Kochen lassen bis es braun ist. Gelegentlich umrühren. Von der Hitze nehmen. Den geschnittenen Brokkoli auf den Boden eines tiefen Topfes legen. Dann die getrocknete Nudeln,

Hackfleisch und Tomatenpaste mixture hinzufügen.

Abdecken und Kochen bis die Nudeln weich sind. Von der Hitze nehmen und mit dem geriebenen Käse bestreuen. Wieder abdecken und den Käse schmelzen lassen.

Warm servieren.

Serviertipp:

Mit Sour Cream oder griechischem Joghurt servieren.

Nährstoff Information pro Portion: Kcal: 342 Eiweiß: 28.4g, Kohlenhydrate: 37.3g, Fett: 8.8g

23.   Gebackene Ziti

Zutaten:

1 Box (16oz) Ziti nudeln

4 große reife Tomaten, geschält und grob gehackt

3 Knoblauchzehen, zerdrückt

1 tsp getrockneter Oregano

2 tsp Zucker

½ cup frischer Apfelsaft

½ tsp Salz

3 tbsp Olivenöl

Vorbereitung:

Das Öl auf mittlerer Hitze vorheizen und Knoblauch hinzufügen. Gut anbraten lassen und dann Tomaten, Oregano, Zucker, Salz und Butter hinzufügen. Gut verrühren und die Hitze reduzieren. Kochen lassen bis die Tomaten weich sind. In einen tiefen Topf geben und mit Ziti bedecken. Den Apfelsaft hinzufügen und ein cup Wasser.Kochen lassen bis die Ziti weich sind.

Nährstoff Information pro Portion: Kcal: 316 Eiweiß: 19.4g, Kohlenhydrate: 30.8g, Fett: 12.9g

24.   Hühner Schnitzel in cremiger Soße

Zutaten:

2 Hühnerbrüste Hälften, Knochen- und Hautfrei

¼ cup Butter

1 Knoblauchzehe, zerhackt

1 tsp getrockneter Oregano

¼ cup frischer Limettensaft

1 cup Champignons, geschnitten

½ cup Gorgonzola Käse, gehackt

1 cup Sour Cream

3 tbsp Parmesan cheese, gerieben

½ tsp Salz

½ cup Mehl

1 tbsp Zucker

½ cup Sherry Essig

Vorbereitung:

In einer kleinen Schüssel das Mehl mit der Sour Cream,

Zucker, Parmesan und Gorgonzola vermischen. Frischen Limettensaft hinzufügen und gut mit einem elektrischen Mixer auf hoher Stufe vermischen.

Die Hühnerbrüste Hälften mit Salz und Oregano würzen. In eine große Pfanne legen. Die cremige Mischung hinzufügen, Wein, Pilze und Knoblauch.

Für 30 Minuten kochen lassen, gelegentlich umrühren.

Nährstoff Information pro Portion: Kcal: 499 Eiweiß: 17.9g, Kohlenhydrate: 33.7g, Fett: 32.1g

25.   Hühnchen Divan

Zutaten:

2 Hühnerbrüste Hälften, gewürfelt

14oz Brokkoli, gehackt

1 tsp gemahlener Ingwer

2 tbsp Olivenöl

1 cup Sour Cream

2 grüne Zwiebeln, fein gehackt

2 Knoblauchzehen, zerdrückt

½ cup geriebener Parmesan

½ cup Brotkrumen

½ cup Wasser

1 tsp Salz

Vorbereitung:

In einer Schüssel die Sour Cream mit dem Knoblauch, Parmesan, Brotkrumen, Ingwer und Wasser vermischen. Gut verrühren bis es sich verbindet. 2 Esslöffel hinzufügen und dann wieder mixen.

Die Zutaten in einen Druckkocher geben und für 30 Minuten kochen lassen.

Nährstoff Information pro Portion: Kcal: 244 Eiweiß: 18.3g, Kohlenhydrate: 14.7g, Fett: 13.1g

26. Druckkocher´s Honig Knoblauch Huhn

Zutaten:

1 pound Hühnerbrust, Knochen- und Hautfrei

1 ½ cups Hühnerbrühe

½ tbsp frisch gemahlener schwarzer Pfeffer

2 Knoblauchzehen, zerdrückt

½ tbsp Knoblauchpulver

Vorbereitung:

Den Druckkocher bereitstellen und die Hühnerbrust hinein legen. Dann die Brühe, Knoblauchpulver und Pfeffer hinzufügen. Darüber die Knoblauchzehen zerdrücken.

Den Deckel gut verschließen und für 25 Minuten auf hoher Stufe kochen lassen.

Nährstoff Information pro Portion: Kcal: 326 Eiweiß: 32.5g, Kohlenhydrate: 39.9g, Fett: 14.8g

27.   Klebrige BBQ Hühnerschenkel

Zutaten:

2 pounds Hühnerschenkel, mit Haut und Knochen

1 Esslöffel Chillipulver

1 tbsp frischer Basilikum, fein gehackt

¼ tsp schwarzer Pfeffer, frisch gemahlen

½ tsp Meersalz

1 cup Kokosnusswasser

1 tbsp geriebener Ingwer, frisch

1 tbsp Koriandersamen

2 Knoblauchzehen, zerdrückt

Vorbereitung:

Die Hühnerschenkel mit dem Knoblauch in einen tiefen Topf geben. Die anderen Gewürze hinzufügen, gleichmäßig über das Hühnchen streuen.

Das Kokosnusswasser darüber gießen und den frischen Basilikum hinzufügen.

Den Topf abdecken und für 40 Minuten über mittlerer Hitze kochen lassen.

Nach 40 Minuten den Deckel abnehmen und die Hitze ausstellen. Die Flüssigkeit verdampfen lassen.

Nährstoff Information pro Portion: Kcal: 170 Eiweiß: 18.4g, Kohlenhydrate: 1.1g, Fett: 10g

28.   Käsiges Huhn und Kartoffeln

Zutaten:

2 Hühnerbrüste, halbiert

3 mittelgroße Kartoffeln, geschnitten

1 cup Sour Cream

¼ cup Parmesan Käse

¼ cup geriebener Cheddar

2 tbsp griechischer Joghurt

1 tsp Rosmarinpulver

½ tsp Salz

1 tbsp Olivenöl

¼ tbsp Cayenne Pfeffer

Vorbereitung:

Die geschnitten Kartoffeln in einen Slow Cooker geben. Sicherstellen das der Boden bedeckt ist.

Das Fleisch mit Salz würzen und in den Slow Cooker geben. In einer Schüssel die Sour Cream, Parmesan, Cheddar, griechischer Joghurt, Olivenöl, Rosmarinpulver und

Cayenne Pfeffer vermischen. Mit einem elektrischen Mixer auf hoher Stufe vermischen.

Die Käse Mixtur über das Fleisch geben und abdecken. Für 8 Stunden auf niedriger Hitze kochen lassen.

Nährstoff Information pro Portion: Kcal: 290 Eiweiß: 14.5g, Kohlenhydrate: 34.5g, Fett: 11.3g

29.   Glasierter Lachs mit geröstetem Brokkoli und Spagel

Zutaten:

4 (6 oz.) fische Lachs Fillets (Gräten- und Hautfrei)

Für die Marinade

¼ cup Kokosnuss Aminos

½ Teelöffel Ingwerpulver

2 Knoblauchzehen, zerhackt

½ Teelöffel Salz

½ Teelöffel zerdrückter schwarzer Pfeffer

Für das Gemüse

½ pound Brokkoli, gekürzt

½ pound Spagel, gekürzt

2 Esslöffel Ghee

1 Esslöffel Bio Zitronensaft

3 zerdrückte Knoblauchzehen

Eine Prise Salz und zerdrückter schwarzer Pfeffer

Vorbereitung:

Den Ofen auf 400°F vorheizen und das Backblech mit Ghee einfetten und beiseite stellen.

In einer Schüssel alle Zutaten für die Mariande geben und gut vermengen, bis es komplett vermischt ist.

Die Fillets auf das vorbereitete Backblech geben und die Marinade darüber geben um die Fillets zu bedecken. Beiseite stellen.

Nun alle Zutaten für das Gemüse hinzufügen und gut mit den Gewürzen bedecken. Das Gemüse auf eine Backblech geben. Die Fillets zusammen mit dem Gemüse auf unterschiedlichen Blechen für 15 bis 20 Minuten backen. Den Fisch alle 5 Minuten wieder mit Marinade bestreichen. Aus dem Ofen nehmen und beiseite stellen. Das Gemüse solange im Ofen lassen bis es weich und durch gekocht ist, dann aus dem Ofen auf eine Servierplatte geben.

Auf das Gemüse den gerösteten Lachs geben und warm servieren.

Nährstoff Information pro Portion: Kcal: 360 Eiweiß: 27.1g, Kohlenhydrate: 23.7g, Fett: 17.8g

30. Griechische Frikadellen mit Avokado Tzatziki Soße

Zutaten:

Für die Frikadellen

1 pound Hackfleisch

1 kleine rote Zwiebel, zerhackt

1 Teelöffels gehckter Knoblauch

½ Bio Zitrone, gepresst

1 Teelöffel getrockneter Oregano

½ Teelöffel Cuminpulver

½ Teelöffel Korianderpulver

Eine Prise Meersalz und Pfeffer

Für die Soße

1 Avokado, entkernt und gewürfelt

1 kleine Gurke, entkernt und gewürfelt

1 Teelöffel zerhackter Knoblauch

1 Esslöffel zerhackte rote Zwiebel

1 Bio Zitrone, gepresst

2 Teelöffels zerhackter frischer Dill

Eine Prise Salz und zerdrückter schwarzer Pfeffer

Vorbereitung:

Den Ofen auf 350°F vorheizen. Ein Backblech leicht mit Öl einfetten und beiseite stellen.

Alle Zutaten für die Frikadellen vermischen und dann in 2-inch große Bälle formen. Auf das vorbereitete Backblech legen und für 25 Minuten backen oder bis sie leicht braun sind.

Während die Frikadellen im Ofen sind, die Zutaten für die Soße in einen Mixer geben und mixen bis es weich und gut vermengt ist. In eine Schüssel geben und beiseite stellen.

Wenn die Frikadellen fertig sind auf eine Servierplatte geben und die Tzatziki Soße darüber geben.

Sofort servieren.

Nährstoff Information pro Portion: Kcal: 441 Eiweiß: 18.3g, Kohlenhydrate: 7.1g, Fett: 38.2g

31. Kokosnuss Hühnchen Satay

Zutaten:

1 pound freilaufende Hühnerbrüste, in Streifen geschnitten

4 Esslöffel geröstete geriebene Kokosnuss

Für die Soße

½ cup Tahini Soße

½ cup Kokosnussmilch

2 Esslöffel Bio Limettensaft

½ Esslöffel zerdrückter Knoblauch

1 Jalapeno Schoten, Kerne entfernt und gehackt

¼ Teelöffel Chillipulver

Vorbereitung:

Den Ofen auf hoher Stufe vorheizen und die Schiene ganz oben positionieren. Mit Backpapier auslegen und beiseite stellen. Alle Zutaten für die Soße in einen Mixer geben und mixen bis es eine weiche und ebenmäßige Mixtur ist, dann beiseite stellen. Die Hühnerstreifen auf Spieße stecken und mit der Mixtur bestreichen, dass sie gut bedeckt sind. Auf das Backblech legen.

Das fertige Backblech in den Ofen schieben und für 5 Minuten im Ofen lassen. Dann wenden und wieder mit Soße bestreichen bis sie gut bedeckt sind. Für weitere 5-6 Minuten braten lassen und wenn sie durch sind aus dem Ofen nehmen.

Auf einen Servierteller geben und mit der restlichen Soße beträufeln. Dann mit der geriebenen Kokosnuss bestreuen und warm servieren.

Nährstoff Information pro Portion: Kcal: 261 Eiweiß: 25.5g, Kohlenhydrate: 10.2g, Fett: 14.1g

32. Gebackenes Knoblauch Huhn mit Pilzen

Zutaten:

1 ½ pounds hautfreie Hühnerschenkel

½ pound geschnitteneCremini Pilze

1 cup hausgemachte Hühnerbrühe

1 mittelgroßer Knoblauch, zerdrückt und geschält

2 Esslöffel geklärte Butter oder Ghee

½ Teelöffel Zwiebelpulver

½ Teelöffel getrocknete Salbeiblätter

¼ Teelöffel Cayenne Pfeffer

¼ Teelöffel zerdrückter schwarzer Pfeffer

¼ Teelöffel Salz

Vorbereitung:

Den Ofen auf 375°F vorheizen. Das Huhn mir Salz und Pfeffer würzen, dann beiseite stellen.

In einer hitzebeständigen Pfanne 1 Esslöffel Ghee erhitzten. Wenn das Ghee heiß ist, das Huhn auf beiden seiten für 2 Minuten anbraten. Aus der Pfanne nehmen und auf einem

Teller beiseite stellen.

Das übrige Ghee in die gleich Pfanne geben und auf mittlerer Hitze stelle. Den Knoblauch anbraten bis er glasig und leicht braun ist. Die Pilze unterrühren und die Brühe dazugeben und die Brühe einkochen lassen. Aus der Pfanne nehmen, auf einen Teller geben und beiseite stellen. Das huhn wieder in die Pfanne geben und die Pilze darüber verstreuen. Mit Salz und Pfeffer bestreuen und für 15 Miinuten in den Ofen stellen oder bis das Huhn durch ist. Das Huhn rausnehmen und auf einen Servierteller geben. Die Pilze und die Reste aus der Pfanne in einen mixer geben und pürieren bis es eine weiche Konsistenz hat.

Die Soße über das Huhn geben und sofort servieren.

Nährstoff Information pro Portion: Kcal: 402 Eiweiß: 51.4g, Kohlenhydrate: 7.9g, Fett: 20.1g

33.   Cremige Kürbis Rinder Suppe

Zutaten:

1 Esslöffel Ghee

1 pound Bio Rind

1 Zwiebel, halbiert dann dünn geschnitten

2 Jalapeno Schoten, entkernt und geschnitten

2 große Zucchini, in Würfel geschnitten

4 cups hausgemachte Rinderbrühe

2 ½ cups Tomatensoße

2 cups püriertet Kürbis

½ Esslöffel Knoblauchpluver

½ Esslöffel getrockneter Oregano

Vorbereitung:

Die Hälfte des Ghees in eine großen Topf geben auf mittler Hitze. Das Fleisch für 6-7 Minuten anbraten oder bis es durch ist. Aus dem Topf nehmen und in eine Schüssel geben. Das übrige Ghee in den Topf geben und die Zwiebeln anbraten zusammen mit den Schoten und Zucchini für 5 Minuten oder bis das Gemüse weich ist. Ein

Esslöffel Wasser während des Kochens hinzufügen, damit es nicht anbrennt. Das Rind wieder dazugeben und zusätzlich auch das Kürbispüree, Tomatensoße und die Brühe hinzufügen und zum Kochen bringen. Dann die Hitze reduzieren, mit Salz, Knoblauchpluver und Oregano abschmecken. Für 15-20 Minuten köcheln lassen und gelegentlich umrühren.

Wenn die Suppe angedickt ist, von der Hitze nehmen und in Servierschüsseln geben. Mit etwas Oregano bestreuen und warm servieren.

Nährstoff Information pro Portion: Kcal: 80 Eiweiß: 4.3g, Kohlenhydrate: 16g, Fett: 1.4g

34.   Gerösteter Knoblauch & Huhn mit Artischoken

Zutaten:

6 Hühnerbrust Fillets, Schmetterlings Schnitt

½ cup gehackter Babyspinat

Für die Füllung

8 Knoblauchzehen, geschält und zerdrückt

10 mittlere Artischoken

1 Teelöffel Salz

½ Teelöffel gemahlener weißer Pfeffer

1 cup zerhackte frische Petersilie

4 Esslöffels Ghee oder extra natives Olivenöl

Vorbereitung:

Den Gasgrill auf hohe Hitze vorheizen und das Gitter mit Öl bestreichen. Alle Zutaten für die Füllung, außer das Öl, in einen Mixer geben und pürieren bis es gut vermischt ist. Danach vorsichtig das Öl hinzufügen.

Jede Hühnerbrust danach mit gleicher Menge der Artichoken Mixtur und gehacktem Babyspinat füllen.

Langsam die Hühnerbrüste wieder zusammenfalten und mit Zahnstochern fixieren. Mit Salz und weißem Pfeffer würzen und etwas Öl beträufeln.

Die Grill Temperatur reduzieren auf mittlere Hitze und das Hühnchen auf jeder Seite für 6 Mnuten anbraten, gelegentlich drehen. Zwischendurch überprüfen, wie roh das Huhn noch ist.

Wenn das Huhn fertig ist auf einen Servierteller geben und mit etwas gehackter Petersilie bestreuen.

Nährstoff Information pro Portion: Kcal: 514 Eiweiß: 44.8g, Kohlenhydrate: 14.8g, Fett: 32.1g

35.   Kürbis Pudding

Zutaten:

1 ½ cups Kokosnussmilch

½ cup grob gehackte Mandeln oder Pecannüsse

2 reife gelbe Bananen, geschnitten

3 Esslöffels Mandelbutter

4 Eier

¼ Teelöffel Zimt

1 ½ cups Kürbispüree

Vorbereitung:

Den Ofen auf 350°F vorheizen.

Alle Zutaten in eine Rührschüssel geben und mit einem Handmixer auf mittlerer Stufe vermixen für ungefähr 5 Minuten oder bis alles gut vermischt ist. In eine eingefettete Backform geben und mit den gehackten Nüssen bedecken. Für 30 Minuten backen oder bis es gut durch ist. Aus dem Ofen nehmen und für 10 Minuten stehen lassen.

Für mindestens 30 Minuten abkühlen lassen vor dem servieren oder warm servieren.

Nährstoff Information pro Portion: Kcal: 207 Eiweiß: 87.9g, Kohlenhydrate: 48g, Fett: 20g

36.   Weißes Omlett

Zutaten:

1 Teelöffel Olivenöl

1 cup Eiweiß, geschlagen (freilaufend)

1 cup zerkleinerte gekochte Hühnerbrust

1 reifer Apfel, entkernt und geschält, gewürfelt

½ cup zerkleinerte grüner Kohl

2 Esslöffels geröstete zerkleinerte Haselnuss

Eine Prise Salz und schwarzer Pfeffer

Vorbereitung:

In einer Pfanne auf mittlerer Hitze etwas Öl erwärmen. Das Huhn dazu geben und mit Salz und Pfeffer würzen, braten bis es goldbraun ist. Die Äpfel unterrühren und für eine weitere Minute kochen lassen oder bis sie weich sind. Auf einen Teller geben und beiseite stellen. Den grünen Kohl in die Pfanne geben und für 1 Minute kochen lassen. Das Huhn und den Apfel danach wieder hinzufügen. Das Eiweiß in die Pfanne geben und gleichmäßig verteilen, bis der ganze Boden bedeckt ist. Dann mit den zerdrückten Haselnüssen bestreuen. Abdecken und die Hitze reduzieren.

Für 5 Minuten kochen lassen oder bis die Eier fertig und durch sind.

Auf eine Servierplatte geben und das Omlett sofort servieren.

Nährstoff Information pro Portion: Kcal: Eiweiß: 4.4g, Kohlenhydrate: 23g, Fett: 3g

37.   Lachs mit Tomaten

Zutaten:

1 cup Kirschtomaten, gewürfelt

1 Esslöffel Olivenöl

4 Lachsfillets (jedes ca 6 ounce)

2 Esslöffels rote Currypaste

¼ cup frischer Basilikum, in Stücke gerupft

Eine Prise Salz und Pfeffer

Vorbereitung:

Den Ofen auf 400°F vorheizen. Ein Backblech mit wenig Öl leicht einfetten und dann beiseite stellen. Dann in eine Rührschüssel die gewürfelten Tomaten, schwarzer Pfeffer, Salz und 1 Esslöffel der roten Curry Paste geben und gut vermischen. Auf das eingefettete Backblech geben und gut verteilen.

Vorsichtig die Fillets mit der übrigen Currypaste bestreichen und mit Salz und Pfeffer auf beiden Seiten bestreuen. Die Fillets auf die Tomatenmixtur legen und im Backofen für 20 Minuten rösten. Der Fisch ist gar wenn man leicht mit einer Gabel einstechen kann und sich der Fisch dabei teilt.

Den Fisch mit den Tomaten auf einen Servierteller geben. Warm servieren mit dem Basilikum dekoriert.

Nährstoff Information pro Portion: Kcal: 248 Eiweiß: 34.7g, Kohlenhydrate: 3.6g, Fett: 9.7g

38.   Brokkoli Suppe

Zutaten:

1 cup gehackter Brokkoli

1 kleine Karotte

1kleine Zwiebel

bisschen Salz

Pfeffer

Öl

Vorbereitung:

Die Zwiebeln und die Karotten waschen, aber nicht schneiden. Zusammen mit dem Brokkoli in gesalzenes Wasser geben und kochen. Wenn das Gemüse fertig ist, alles zusammen in den Mixer geben. Das übrige Gemüse Wasser zum Kochen bringen und ein wenig Öl unterrühren. Kochen bis die Mixtur andickt und dann das Gemüse hinzufügen. Dann für weitere 5-7 Minuten kochen lassen. Warm servieren.

Nährstoff Information pro Portion: Kcal: 150 Eiweiß: 5.2g, Kohlenhydrate: 15.4g, Fett: 7g

39. Kokosnuss Lamm

Zutaten:

½ cup Extra natives Kokosnussöl (Hart gepresst)

1 grüne Paprika, gewürfelt

1 gelbe Paprika, gewürfelt

Eine Prise Salz und Pfeffer

1.5 pound Lamm Stücke

1 cup grüne Oliven

6 Tomaten, geschnitten

1 Zwiebel, geschält

Ein Bund Pettersilie

Vorbereitung:

Öl in einer Soßenpfanne erhitzten. Zu dem Öl die Paprika geben zusammen mit den Tomaten, Salz, Oliven, Petersilie und Zwiebeln.

Die Lamm Stücke in einer separaten Pfanne anbraten. Sobald sie angebraten sind in die Soßenpfanne geben.

Mit Gewürzen abschmecken und dann ist dein Kokosnuss

Lamm fertig.

Nährstoff Information pro Portion: Kcal: 280 Eiweiß: 15.9g, Kohlenhydrate: 23.6g, Fett: 14g

40.   Reisnudeln mit Kohl

Zutaten:

8 cups Kohl, fein geschnitten ohne Stumpf

2 reife Tomaten, halbiert

6 oz Reismehl Spaghetti

1/3 cup gehackten gerösteten Mandeln

2 tbsp Olivenöl

2 gehackte Knoblauchzehen

¼ cup geriebener Pecorino

1 rote Zwiebeln, geschnitten

Eine Prise schwarzer Pfeffer und Himalayan Kristall Salz

Vorbereitung:

Die Spaghetti nach Packungsanleitung kochen. Dann die Nudeln abtropfen lassen, aber ¼ cup des Wassers behalten.

Eine mittelgroße Pfanne über mittlerer Hitze erwärmen. Das Olivenöl in die Pfanne geben. Wenn das Öl heiß isr das Salz, Pfeffer, Knoblauch und die Zwiebeln hinzufügen. Alle Zutaten anbraten bis zu braun sind, das sollte ca 5 Minuten dauern. Dann den Kohl dazugeben und weitere 3 Minuten kochen lassen oder bis der Kohl weichist. Die Tomaten hinzugeben und kochen bis sie weich sind.

Mit dem Himalayan Kristall Salz bestreuen, um den Nährstoffgehalt für dich zu erhöhen.

Diese Mixture mit dem Spaghetti Wasser zusammen über die Nudeln geben und die anderen Zutaten darüber streuen. Gut die Nudeln verrühren.

Nährstoff Information pro Portion: Kcal: 314 Eiweiß: 9.6g, Kohlenhydrate: 38.8g, Fett: 14.6g

41.   Alaska Wildlachs Fillets

2 pieces Alaska Wildlachs Fillets, jedes ca 3.5lbs

1 tbsp roter Pfeffer

1 tbsp Chillipulver

2 tbsp Himalayan Kristall Salz

1 tbsp gemahlene Muskatnuss

1 tbsp Knoblauchpulver

1 tbso schwarzer Pfeffer

1 ½ tbsp brauner Zucker

2 tbsp Selleriesamen

2 tbsp getrockneter Majoran

Vorbereitung:

Dieses Rezept ist unglaublich einfach zuzubereiten, wie du in den folgenden Schritten sehen wirst:

Alle Gwürze auf die fleischige Seite des Laches reiben. Großzügig sicher stellen, dass das gesamte Fleisch bedeckt ist. Danach die Fillets mit Olivenöl ummanteln, nachdem die Gewürze gut eingerieben wurden.

Den Lachs auf den Grill legen. Die Seite mit den Gewürzen muss unten liegen. Von beiden Seiten braten für ungefähr 10 minuten.

Nährstoff Information pro Portion: Kcal: 131 Eiweiß: 4.4g, Kohlenhydrate: 23g, Fett: 3g

42.   Blaubeeren Rinder Burger

Zutaten:

12 oz Hackfleisch

2 Teelöffels Senf

Eine Prise Himalaya Kristall Salz und Pfeffer

1/3 cup frische Blaubeeren

1 Teelöffel Bio Tomatensoße

2 gedrückte Knoblauchzehen

glutenfreie Burgerbrötchen

Vorbereitung:

Die Blaubeeren mit der Tomaten Soße, Salz, Pfeffer, Senf, Essig und Knoblauch in einen Mixer geben und mixen. Dann die Mischung in eine größere Schüssel geben.

Das Fleisch in die Schüssel geben und mit den anderen Zutaten vermischen. Dann in kleine Portionen aufteilen, die für Burger Patties reichen.

Die Patties auf den Grill legen und für 5 Minuten auf jeder Seite anbraten. Die Patties in die glutenfreie Brötchen geben und Beilagen nach Wahl hinzufügen.

Nährstoff Information pro Portion: Kcal: 206 Eiweiß: 18.6g, Kohlenhydrate: 13.7g, Fett: 9.1g

43. Pilz Steak

Zutaten:

1 ½ pounds Bio Rinderstreaks

2 rote Paprika, gehackt

1 weiße Zwiebel, halbiert und dann dünn geschnitten

8 ounces gewürfelte Pilze

2 Teelöffels zerdrückten Knoblauch

2 pinches gemahlner Cumin

2 pinches Chillipulver

1 reife Avocado, geschnitten

1 Esslöffel Ghee

Salz und gemahlener schwarzer Pfeffer

Für die Marinade

3 Esslöffels Extra natives Olivenöl

2 Teelöffels zerdrückter Knoblauch

3 Esslöffels Bio Limettensaft

½ Teelöffel gemahlener Cumin

½ Teelöffel Chillipulver

½ Teelöffel Cayenne Pfeffer

½ Teelöffel Salz

½ Teelöffel gemahlener schwarzer Pfeffer

Vorbereitung:

Alle Zutaten für die Marinade in einer Schüssel vermischen, die Steaks hinzufügen und gut mit der Mischung bedecken. Für mindestens eine Stunde im Kühlschrank einziehen lassen.

Den Gasgrill auf mittlerer Hitze vorheizen. Das Steak aus der Marinade nehmen und für 5 bis 6 Minuten auf jeder Seite anbraten. Drehen und auf der anderen Seite für 5 Minuten anbraten, auf ein Brett geben und ruhen lassen.

In einer Pfanne das Ghee auf mittlerer Hitze erwärmen. Die Zwiebeln, Knoblauch und die Paprika anbraten für 5 Minuten und dann die Pilze unterrühren. Für 2 Minuten kochen lassen und dann den Cumin und Chillipulver unterrühren. Mit Salz und Pfeffer würzen, für 2 Minuten kochen lassen und dann von der Hitze nehmen.

Die Steaks in feine Streifen schneiden und auf einen Servierteller geben. Das gebratene Gemüse und Avocado und sofort servieren.

Nährstoff Information pro Portion: Kcal: 265 Eiweiß: 34.7g, Kohlenhydrate: 9.7g, Fett: 9.1g

44.   Lammkoteletts

Zutaten:

2 pounds Bio Lammkoteletts

Salz und gemahlener schwarzer Pfeffer

Für die Marinade

6 zerdrückte Knoblauchzehen

1 rote Zwiebeln, gewürfelt

1 Esslöffel gehackte frische Rosmarinblätter

2 Scotch bonnet Schoten, entkernt und gewürfelt

1 medium Schalotten, gehackt

1 Teelöffel Gewürzmischung

2 Esslöffels Extra natives Olivenöl

Vorbereitung:

Alle Zutaten für die Mariande in einen Mixer geben und gut vermixen lassen. In eine Schüssel geben und beseite stellen.

Das Fleisch mit Salz und Pfeffer auf beiden Seiten würzen und in die Mariande legen. Gut mit der Mischung bedecken und für mindestens eine Stunde ziehen lassen.

Den Gasgrill auf mittlere Hitze vorheizen und das Gitter leicht mit Öl einfetten. Die Lammkoteletts für 8 bis 10 Minuten auf jeder Seite grillen, umdrehen und dann auf der anderen Seite für 8-10 Minuten grillen. Überprüfen ob sie gar sind und dann auf einen Teller geben.

Für 5 Minuten abkühlen lassen vor dem Servieren.

Nährstoff Information pro Portion: Kcal: 226 Eiweiß: 15.9g, Kohlenhydrate: 2g, Fett: 17.6g

45. Gegrillte Schweinekoteletts & Süßkartoffeln

Zutaten:

Für die Süßkartoffeln

2 mittelgroße Süßkartoffeln, geviertelt

1 Esslöffel of Extra natives Olivenöl

½ Teelöffel roter Pfeffer

½ Teelöffel gemahlener Zimt

Eine Prise Salz

Eine Prise gemahlener schwarzer Pfeffer

Für die Schweinekoteletts

4 Bio Schweinekoteletts

½ Esslöffel roter Pfeffer

Salz und gemahlener schwarzer Pfeffer

Für die Mangosoße

½ cup pürierte reife Mango

1 Esslöffel Ghee

1 Esslöffel Apfelessig

Eine Prise gemahlener schwarzer Pfeffer

Vorbereitung:

Alle Zutaten für die Soße in eine Soßenpfanne geben und auf mittlerer Hitze erwärmen. Für 5 Minuten kochen lassen oder bis es unter Rühren zu kochen anfängt.

In einer separaten Schüssel die Kartoffeln mit den trocknen Zutaten bestreuen. Das Öl hinzufügen und vorsichtig vermischen bis die Gewürze gut verteilt sind. Die Schweinekoteletts mit Salz, Pfeffer und Pfeffer auf beiden Seiten würzen und beiseite stellen.

Den Gasgrill auf mittlerer Hitze vorheizen und das Gitter einfetten. Die Kartoffeln auf der einen Seite und das Fleisch auf der anderen Seite anbraten. Die Hälfte der Mangosoße dazu nehmen das Fleisch während des Grillens einzustreichen.

Die Kartoffeln für 10 Minuten auf jeder Seite grillen und dann wenden und auf der anderen Seite für 10 Minuten grillen. Die Schweinekoteletts für 6-8 Minuten auf jeder Seite grillen, dann wenden und kochen bis sie gar sind.

Die Schweinekoteletts und Kartoffeln auf einen Servierteller geben und mit der übrigen Mangosoße servieren.

Nährstoff Information pro Portion: Kcal: 470 Eiweiß:40.1 g, Kohlenhydrate: 65.5g, Fett: 6g

46. Gegrillte T-Bones Steaks

Zutaten:

4 T-bone Steaks

Extra natives Olivenöl, zum Einfetten

2 Esslöffels geräucherte Paprika

1 Teelöffel Zwiebelpulver

1 Teelöffel Knoblauchpluver

1 Teelöffel Chilipulver

1 Teelöffel gemahlener Koriander

½ Teelöffel Salz

½ Teelöffel zerdrückter schwarzer Pfeffer

Vorbereitung:

Den Gasgrill auf hoher Hitze vorheizen und das Gitter mit Öl bestreichen. Alle trockenen Zutaten in eine Schüssel geben und vermischen. Damit beide Seiten des Steaks gut einreiben und für 5-6 Minuten auf jeder Seite grillen. Umdrehen und dann auf der anderen Seite für 5-6 Minuten kochen und die innere Temperatur messen um zu überprüfen wie gar das Steak ist. Auf einen Teller geben, mit Folie abdecken und für 10 Minuten ruhen lassen vor dem Servieren.

Nährstoff Information pro Portion: Kcal: 171 Eiweiß: 13g, Kohlenhydrate: 18.3g, Fett: 5.2g

47.   Gegrillte Shrimps mit Zitronen Gewürz

Zutaten:

1 pound frisch geschälte und entdarmte Shrimps

1 Bio Zitrone, in Spalten geschnitten, zum servieren

1 Esslöffel gehackte frische Pettersilie, zum servieren

Für die Marinade

4 Esslöffels Ghee oder Extra natives Olivenöl

1 Teelöffel gehackter Knoblauch

2 Esslöffels Bio Zitronensaft

½ Teelöffel Salz

½ Teelöffel zerdrückter schwarzer Pfeffer

½ Teelöffel getrocknete Thymianblätter

½ Teelöffel getrockneter Oregano

Vorbereitung:

Alle Zutaten für die Marinade in eine mittelgroße Schüssel geben und mixen bis sie gut vermischt sind. Die Shrimps dazu geben und vermischen bis sie gut mit Mariande bedeckt sind. Die Schüssel abdecken und für mindestens eine Stunde stehen lassen.

Den Gasgrill auf hoher Stufe vorheizen und das Gitter mit Öl bestreichen. Ungefähr 2 bis 3 Shrimps auf einen Stieß tun, mit Mariande bestreichen und für 3 Minuten auf jeder Seite grillen und dann auf einen Servierteller geben.

Warm servieren mit Zitronenspalten und mit zerhackter Pettersilie bestreuen.

Nährstoff Information pro Portion: Kcal: 112 Eiweiß: 1.1g, Kohlenhydrate: 2.7g, Fett: 11.6g

48.   Steak mit Chimichurri Soße

Zutaten:

Für das Steak

1 pound Flankensteak, Fett weggeschnitten

Salz und zerdrückten schwarzen Pfeffer

Für die Soße

½ cup zerhacktee frische Pettersilie

½ cup zerhackter frischer Koriander

¾ cup Extra natives Olivenöl

3 Esslöffels Rotwein Essig

2 Teelöffels zrhackter Knoblauch

1 Teelöffel zerdrückte rote Chiliflocken

½ Teelöffel Salz

½ Teelöffel zerdrückter schwarzer Pfeffer

Vorbereitung:

Alle Zutaten für die Soße in einen Mixer geben und pürieren bis eine weiche Masse entsteht. In eine Schüssel geben und beiseite stellen.

Einen Holzkohle oder Gasgrill vorheizen und vorsichtig das Gitter mit Öl bestreichen.

Das Steak gleichmäßig mit Salz und zerdrücktem schwarzen Pfeffer würzen und für 5-6 Minuten auf jeder Seite grillen. Wenden und auf der anderen Seite für 5-6 Minuten grillen. Zur Sicherheit die Innentemperatur messen bevor sie es vom Grill nehmen. Für medium sollte es 270°F erreichen. Wenn das Steak durch ist auf ein Schneidebrett geben und für 6 Minuten ruhen lassen. Das Steak entgegen der Maserung schneiden und auf einen Servierteller geben.

Das gegrillte Steak mit der Chimichurri Soße servieren.

Nährstoff Information pro Portion: Kcal: 320 Eiweiß: 34.7g, Kohlenhydrate: 22.6g, Fett: 8.2g

WEITERE WERKE DES AUTORS

70 Effiektiv Rezepte um Übergewicht zu bekämpfen oder zu vermeiden: Verbrenn Fett schnell durch die richtige Diät und schlaune Ernährung

Von

Joe Correa CSN

48 Akne lösende Rezepte: Der schnelle und natürliche Weg um deine Akne Probleme in weniger als 10 Tagen zu lösen!

Von

Joe Correa CSN

41 Alzheimer vorbeugende Rezepte: Reduzieren oder bekämpfen Sie ihr Zustand in 30 Tagen oder weniger!

Von

Joe Correa CSN

70 Effektive Brustkrebs Rezepte: Beuge vor oder bekämpfe Brustkrebs mit schlauer Ernährung und starkem Essen

Von

Joe Correa CSN

www.ingramcontent.com/pod-product-compliance
Lightning Source LLC
Chambersburg PA
CBHW030258030426
42336CB00009B/440